L'ANTISEPSIE URINAIRE

PAR

L'HELMITOL

ET SON ROLE DANS LES INFECTIONS GÉNÉRALES S'ACCOMPAGNANT
DE DÉCHARGES MICROBIENNES PAR LES REINS

PAR

Robert DÉJEAN
DOCTEUR EN MÉDECINE
INGÉNIEUR AGRICOLE (E. A. M.)

MONTPELLIER
IMPRIMERIE Gust. FIRMIN, MONTANE ET SICARDI
Rue Ferdinand-Fabre et Quai du Verdanson
1906

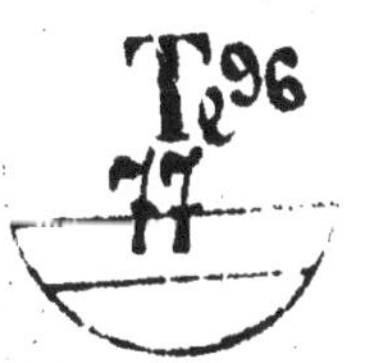

L'ANTISEPSIE URINAIRE

PAR L'HELMITOL

ET SON ROLE DANS LES INFECTIONS GÉNÉRALES S'ACCOMPAGNANT

DE DÉCHARGES MICROBIENNES PAR LES REINS

L'ANTISEPSIE URINAIRE

PAR

L'HELMITOL

ET SON RÔLE DANS LES INFECTIONS GÉNÉRALES S'ACCOMPAGNANT
DE DÉCHARGES MICROBIENNES PAR LES REINS

PAR

Robert DÉJEAN
DOCTEUR EN MÉDECINE
INGÉNIEUR AGRICOLE (E. A. M.)

MONTPELLIER
IMPRIMERIE Gust. FIRMIN, MONTANE ET SICARDI
Rue Ferdinand-Fabre et Quai du Verdanson

1906

INTRODUCTION

L'Helmitol Bayer est un médicament encore peu connu, et dont l'efficacité paraît notablement supérieure à celle de l'urotropine pour désinfecter les voies urinaires. C'est après l'avoir entendu recommander par M. le professeur agrégé Jeanbrau à son cours sur les maladies des voies urinaires, que nous avons désiré en faire l'objet de notre thèse inaugurale.

Nous avons réuni tous les articles que nous avons pu trouver dans la littérature allemande sur cet antiseptique, et à la suite de Guiard et de Planques, les deux auteurs français qui ont attiré l'attention sur ses résultats, nous avons groupé quelques observations cliniques.

Nos observations personnelles, qui ont été recueillies dans la pratique de M. Jeanbrau, ne sont pas nombreuses. Mais nous n'avons voulu rapporter que celles où l'action de l'Helmitol est indiscutable, ce médicament ayant constitué au moins pendant un temps le seul traitement opposé à l'infection des voies urinaires. Il est bien évident que l'on ne peut déterminer la part qui revient à un antiseptique interne, lorsqu'on fait en même temps au malade des instillations ou des lavages vésicaux. C'est pour ne pas donner des observations de valeur contestable que notre contribution à l'étude de l'action antiseptique de l'Helmitol se résume en 6 observations. Mais nous croyons que chacune de ces observations a la valeur d'une expérience.

L'ANTISEPSIE URINAIRE

PAR

L'HELMITOL

ET SON RÔLE DANS LES INFECTIONS GÉNÉRALES S'ACCOMPAGNANT
DE DÉCHARGES MICROBIENNES PAR LES REINS

(Typhoïde, colibacillose, grippe, etc.)

CHAPITRE PREMIER

Caractères physiques et chimiques de l'Helmitol

Avant d'aborder l'étude des résultats thérapeutiques obtenus par l'emploi de l'Helmitol dans l'antisepsie des voies urinaires, nous croyons devoir rappeler en quelques lignes l'origine de ce médicament, ainsi que ses caractères physiques et chimiques.

Le praticien avait déjà, avec l'urotropine, un excellent agent de thérapeutique interne pour lutter contre l'infection des organes urinaires. Elle avait donné de très bons résultats dans nombre de cas, soit qu'elle fût employée concurremment avec le traitement local, soit qu'elle fût administrée seule, lorsque ce traitement était impossible. Toutefois son administration n'est pas toujours suivie de succès, et bien des malades en ont absorbé des quantités assez considérables sans paraître éprouver une amélioration sensible.

Or, il semble bien établi aujourd'hui par les travaux de Nicolaïer, confirmés par ceux de Vindevogel, Stern, His, Hofmann, Suter, etc., que l'urotropine est par elle-même, en nature, un antiseptique très faible, et que l'énergique action bactéricide qu'elle manifeste vis-à-vis de l'urine est surtout attribuable à sa décomposition en présence de celle-ci, et au dégagement de formaldéhyde qui en résulte.

Il était donc naturel de chercher si parmi les composés voisins de l'urotropine, il ne s'en trouvait pas un, dégageant comme elle de la formaldéhyde (en dégageant même davantage, si possible), et pouvant lui être substitué dans les cas où elle se montrait inefficace.

L'Helmitol, préparé pour la première fois en Allemagne, en 1902, semble répondre à ces desiderata.

C'est une poudre blanche, cristalline, inodore à la température ordinaire, de saveur acidulée, soluble dans l'eau — 7 % à froid (la solubilité augmente avec la température) — très peu soluble dans l'alcool, insoluble dans l'éther. Sa solution aqueuse présente une réaction acide ; chauffée ou traitée par un alcali, elle dégage une odeur caractéristique de formol.

Au point de vue clinique, l'Helmitol est un sel, l'anhydrométhylènecitrate d'hexaméthylènetétramine.

L'hexaméthylènetétramine, ou urotropine, est déjà assez connue pour que nous n'ayons point à nous en occuper ici.

Il n'en est pas de même pour l'acide anhydrométhylènecitrique dont l'apparition en thérapeutique est beaucoup plus récente. Obtenu par la combinaison de la formaldéhyde avec l'acide citrique, cet acide, dont la formule peut s'écrire :

$$\begin{array}{l} CH^2 - COOH \\ | \\ C\begin{matrix}\diagup O \diagdown \\ \diagdown CO \diagup\end{matrix} CH^2 \\ | \\ CH^2 - COOH \end{array}$$

se présente sous l'aspect de petits cristaux brillants, de saveur acide, très solubles dans l'eau chaude et l'alcool, peu solubles dans l'eau froide et l'éther. Traitée par les alcalis, sa solution aqueuse se décompose en mettant en liberté de l'aldéhyde formique, facilement reconnaissable à son odeur à défaut même de tout autre réactif. Il en est de même lorsque l'on chauffe simplement la solution.

Cette propriété a naturellement fait songer à l'employer aux mêmes usages que l'urotropine. Nicolaïer, Impens, Eichengrunn l'ont expérimenté, soit sur les animaux, soit sur l'homme, et ont constaté dans l'urine la présence de l'aldéhyde formique. Toutefois l'administration de l'acide anhydrométhylènecitrique seul présente certains inconvénients. D'abord le dégagement de formaldéhyde est assez faible, puisque, dans plusieurs expériences de Nicolaïer, il n'a pas empêché la fermentation ammoniacale des urines, quoiqu'il fût décelé par les réactifs. En outre, avec des doses ne dépassant pas 4 grammes par jour, on a signalé des cas de diarrhée et même un eczéma de la face (Nicolaïer) attribués au traitement.

On s'est adressé alors aux combinaisons de l'acide anhydrométhylènecitrique, et en particulier à l'anhydrométhylènecitrate d'hexaméthylènetétramine.

Ce sel, dont l'acide et la base présentent tous deux la propriété de dégager de l'aldéhyde formique en se décomposant dans l'organisme, semblait devoir jouir d'une puissante action bactéricide, analogue et même supérieure à celle de l'urotropine employée seule.

C'est cette action que nous allons étudier maintenant.

CHAPITRE II

Preuves expérimentales de l'action antiseptique de l'Helmitol

Les nombreuses expériences entreprises afin de vérifier le pouvoir antiseptique de l'Helmitol reposent sur diverses méthodes, de valeur fort inégale. Après avoir brièvement indiqué les principes de ces méthodes et les conclusions que nous serons en droit de tirer de chacune d'elles, nous examinerons les résultats obtenus par les expérimentateurs qui les ont appliquées, et nous pourrons ainsi apprécier d'une façon aussi exacte que possible la valeur du médicament qui nous occupe.

Méthodes permettant d'apprécier expérimentalement la valeur antiseptique de l'Helmitol

A). — Expériences *in vitro*

Influence des solutions aqueuses d'Helmitol sur les bactéries.

Cette méthode, consistant à additionner des cultures pures de diverses bactéries d'une quantité connue d'Helmitol dissous dans de l'eau stérilisée, et à observer le ralentissement ainsi apporté à la pullulation de ces bactéries, nous renseigne sur le pouvoir antiseptique de l'Helmitol, mais d'une façon très incomplète.

Le dégagement de formaldéhyde, en effet, qui est surtout en fonction de la température et de la réaction de la culture en expérience, est soumis à de grandes variations suivant que cette culture est maintenue à l'étuve à 37° ou à la température ordinaire ; suivant que la solution de l'Helmitol a été ou non stérilisée par la chaleur ; suivant enfin que la culture présente une réaction acide, neutre ou alcaline. Dans tous les cas, les résultats fournis par cette méthode ne peuvent en rien nous permettre de prévoir l'action qu'exercera l'Helmitol après son passage dans l'organisme, car les conditions ici sont totalement différentes.

Mais ces expériences « in vitro » auront pour nous un autre avantage :

En nous plaçant dans des conditions expérimentales identiques, nous pourrons comparer le pouvoir antiseptique de l'Helmitol à celui de l'urotropine, à peu près universellement reconnue jusqu'ici comme le meilleur antiseptique urinaire.

B). — **Expériences *in vivo***

On fait ingérer à l'animal ou à l'homme une quantité connue d'Helmitol, et on apprécie le pouvoir antiseptique du médicament par divers procédés :

I. — *Recherche de la formaldéhyde dans l'urine émise après l'ingestion de l'Helmitol.*

La présence de formaldéhyde libre dans l'urine peut être décelée par son odeur caractéristique. Mais cette odeur n'est appréciable que lorsque la quantité de formaldéhyde est assez considérable, et elle ne fournit qu'une indication d'une valeur relative.

Les réactions chimiques suivantes permettent d'apprécier de façon assez exacte des quantités même très minimes de formaldéhyde (jusqu'à 0,000001).

Réaction de Baeyer et Tollens. — Mélange par parties égales de l'urine à étudier et d'acide chlorhydrique pur de densité 1,9, auquel on ajoute un peu de phloroglucine.

Il se produit un trouble, puis de gros flocons rouge jaunâtre.

Réaction de Lebbin. — On décolore l'urine par le noir animal, et on y ajoute une quantité égale de lessive de soude caustique à 30 %, contenant 0 gr. 5 % de résorcine.

Coloration rouge. (La présence du chloroforme dans l'urine peut donner lieu à des erreurs, car il présente la même réaction.)

Réaction de Jorissen. — A 10 centimètres cubes d'urine décolorée par le noir animal, on ajoute 2 centimètres cubes de solution de phloroglucine à 0,1 % et quelques gouttes de lessive de soude ou de potasse caustique à 40 %.

Coloration rouge. (Parfaitement nette lorsque la proportion de formaldéhyde dans l'urine varie de 0,5 à 0,000004 %, cette réaction est nulle au-dessus de 30 % et très incertaine au-dessous de 0,000004 %).

Nicolaïer, qui emploie de préférence cette réaction, la trouvant plus fidèle et plus pratique que les autres, et Wannier, qui l'a également utilisée dans ses recherches sur l'urotropine, l'ont légèrement modifiée en ce sens qu'ils emploient la phloroglucine à l'état solide. Wannier chauffe légèrement le mélange d'urine et de lessive de potasse avant l'addition de phloroglucine ; la réaction est ainsi très nette.

La constatation de la formaldéhyde dans l'urine au moyen des réactions ci-dessus est évidemment susceptible de nous fournir des indications précieuses sur le pouvoir antiseptique du médicament qui lui a donné naissance. Toutefois, il ne faudrait pas s'en tenir à cette seule base d'appréciation, et de ce que la réaction de Jorissen (ou une autre) a été positive dans tel cas et négative dans tel autre, conclure immédiatement à l'efficacité ou à l'inefficacité du médicament dans ces cas.

De nombreux facteurs interviennent, en effet, pour modifier la quantité de formaldéhyde contenue dans les urines émises après l'ingestion d'Helmitol. Parmi ceux-ci nous considérerons surtout :

1° Le temps qui s'est écoulé entre l'absorption du médicament et l'émission de l'urine ;

2° Le temps écoulé entre l'émission de l'urine et son analyse.

1° Le temps nécessaire à l'Helmitol pour traverser l'organisme, et se manifester dans les urines par la formaldéhyde libre a été évalué à trois quarts d'heure environ. Sa durée d'élimination totale varierait de 6 ou 8 heures (Müller) à 48 heures (Strauss). Voici les chiffres que donne à ce sujet le docteur Planques :

« Nous-même avons obtenu, une demi-heure après l'absorption de 2 grammes d'Helmitol une réaction de Jorissen faiblement positive.

» Au bout de 2 heures elle était des plus nettes.

—	6	encore très accusée.
—	8	—
—	10	—
—	24	elle était négative. »

2° D'autre part, Rosenthal a fait l'expérience suivante :

Après avoir absorbé 1 gramme d'Helmitol à 9 heures du matin et 1 gramme à 11 heures, il essaie la réaction de Jorissen à midi un quart sur une partie de l'urine qu'il vient d'émettre. La réaction est très nette.

Le reste de l'urine est conservé, et il pratique un second essai deux heures après. La réaction est beaucoup moins intense.

Un troisième essai pratiqué au bout de cinq heures donne une réaction négative.

Donc la formaldéhyde libre disparaît peu à peu de l'urine abandonnée à elle-même après son émission (sans doute en se combinant aux éléments normaux de cette urine), et les temps variables au bout desquels les analyses sont pratiquées peuvent être une grave source d'erreurs.

Enfin Nicolaïer a signalé des cas où les urines donnaient une réaction de Jorissen positive quoique faible, et dans lesquels, cependant, ces urines n'avaient pas tardé à entrer en fermentation ammoniacale. Ces cas se rapportent à des expériences entreprises avec l'acide anhydrométhylènecitrique employé seul, et non avec l'Helmitol ; mais il n'en est pas moins vrai qu'ils doivent nous mettre en garde contre la trop grande confiance que nous serions tentés d'accorder à ces réactions chimiques.

De tout ce qui précède nous pouvons conclure, avec Nicolaïer, que la méthode de recherche de la formaldéhyde dans les urines, pour juger du pouvoir antiseptique d'un médicament qui en dégage (Helmitol ou Urotropine) n'est point infaillible et qu'elle a besoin d'être contrôlée par une autre méthode qui est la suivante.

II. — Retard dans la fermentation des urines émises après ingestion d'Helmitol.

L'urine émise par un individu sain est normalement stérile. Mais si on l'abandonne à elle-même au contact de l'air, ou si on l'ensemence, elle constitue un bon milieu de culture et ne tarde pas à entrer en fermentation. Le retard ou l'entrave apporté à la fermentation de l'urine émise après ingestion d'Helmitol sera donc un excellent signe de la valeur antiseptique de ce médicament.

Par cette méthode, nous nous rapprochons déjà beaucoup des conditions que nous rencontrons en clinique, et parmi les méthodes expérimentales, c'est celle dont les résultats doivent nous inspirer le plus de confiance.

III. — Il existe enfin (et c'est la meilleure) une autre manière d'apprécier le pouvoir antiseptique de l'Helmitol : c'est de constater les modifications qui surviennent dans les urines pathologiques des malades soumis à ce médicament.

Mais ce n'est plus là une méthode expérimentale à proprement parler. C'est l'observation clinique, qui fera l'objet des chapitres suivants, et sur laquelle nous insisterons longuement, parce que c'est la seule façon de juger la valeur thérapeutique d'un médicament.

Résultats obtenus par divers expérimentateurs avec les méthodes ci-dessus

Muller, médecin à Engelberg (Suisse), est un de ceux qui aient fait les plus nombreuses recherches sur l'action antiseptique de l'Helmitol.

Ses expériences bactériologiques, entreprises à l'Institut d'Hygiène de Zurich, sous la conduite du docteur Silberschmidt, ont été publiées dans la *Deutsche Aertze-Zeitung*. Nous indiquerons les résultats de quelques-unes d'entre elles.

a) Il a d'abord comparé *in vitro* l'action de l'Helmitol et celle de l'Urotropine ajoutés à différents milieux de culture et a noté l'entrave ainsi apportée au développement de diverses bactéries.

L'Urotropine ajoutée à du bouillon dans la proportion de 1/1000 laisse cultiver sans entrave le colibacille, le bacille typhique, le bacille charbonneux, le bacille pyocyanique et le staphylocoque doré.

A la même concentration de 1/1000, l'Helmitol a empêché d'une façon absolue le développement de ces 5 microorganismes, et il a fallu réduire cette concentration à 1/10000 pour que les bacilles typhique et charbonneux (qui se sont montrés les plus sensibles à l'action de l'Helmitol) puissent arriver à se développer lentement.

En gélatine le colibacille s'est montré plus sensible qu'en bouillon : l'Helmitol à 1/5000 qui ne l'avait pas empêché de proliférer en bouillon, a totalement arrêté son développement ; et ce n'est qu'avec une concentration de 1/10000 que quelques colonies ont pu végéter.

Les bactéries sont non seulement arrêtées dans leur développement, mais encore tuées, ainsi que l'indiquent les expériences suivantes :

Du liquide ascitique contenant des colibacilles est mélangé à parties égales avec une solution d'Helmitol à 5 %. Au bout de 2 heures il se montre stérile aux inoculations et ensemencements de bouillon frais.

Une culture de bacille typhique, traitée de la même façon, est également détruite au bout de 2 heures.

Dilué à 1/1000, l'Helmitol a tué complètement le colibacille et le bacille typhique en 24 heures, tandis qu'une solution d'urotropine à 1% s'est montrée entièrement inoffensive pour les deux espèces de bacilles au bout de 48 heures.

L'urine de la cystite renfermant de nombreux microorganismes a été de même rendue stérile en 24 heures par l'Helmitol à 1/1000, tandis que l'urotropine, à la même concentration, est restée inactive.

b) Les expériences *in vivo* ont fourni les résultats suivants :

Après ingestion de 2 grammes d'Helmitol, l'urine rendue à différents moments et ensemencée avec des cultures pures de colibacille, de bacille typhique et de staphylocoque doré, est restée stérile lorsqu'elle a été rendue dans les 6 premières heures (5 heures seulement pour le colibacille). L'urine rendue au bout de 8 heures n'a plus présenté cette propriété antibactérienne.

Exposée à l'infection par l'air, l'urine émise au bout de 3 ou 4 heures est restée complètement stérile.

Dans les premiers cas, la présence de formaldéhyde était constatée par une réaction de Jorissen très nette. Cette réaction manquait dans l'urine émise au bout de 8 heures.

De l'ensemble de ses recherches, l'auteur conclut : « Si j'envisage encore le médicament dans son ensemble, j'arrive à cette conclusion que l'Helmitol, sans être naturellement une panacée contre toute cystite, est non seulement l'équivalent des meilleurs médicaments urinaires, comme l'urotropine, mais leur est supérieur ainsi que le démontrent l'observation clinique et les expériences bactériologiques. »

Impens dont les études sont citées par Heuss a constaté :

1° Qu'un gramme d'Helmitol rend l'urine stérile pendant plus longtemps que 0 gr. 814 d'urotropine, quantité double de celle qui est contenue dans 1 gramme d'Helmitol ;

2° Que deux grammes d'Helmitol empêchent l'urine de fermenter pendant 6 heures, tandis que l'urotropine, à dose équivalente, ne produit cet effet que pendant une heure ou une heure et demie. L'action antiseptique de l'Helmitol serait donc beaucoup plus *forte* que celle de l'urotropine (de 4 à 6 fois).

La réaction de Jorissen a toujours décelé très nettement la formaldéhyde dans ces urines.

ROSENTHAL, dont nous avons relaté plus haut une importante expérience, a également vu la réaction caractéristique se manifester avec intensité après l'ingestion de 1 à 2 grammes d'Helmitol.

ALLAN, dans son travail intitulé *Valeur de l'Helmitol*, conclut également qu'il dégage une quantité plus grande de formaldéhyde que l'urotropine.

D'autre part NICOLAIER n'a observé, avec l'urine émise après l'ingestion d'Helmitol, que des réactions de Jorissen très faiblement accusées. Peut-être faut-il chercher dans l'expérience de Rosenthal l'explication de cette divergence de résultat ?

Nicolaïer a également cherché à contrôler les expériences d'Impens et à vérifier si l'action antiseptique de l'Helmitol était réellement 5 à 6 fois supérieure à celle de l'urotropine. Il a constaté que l'urine émise après l'ingestion de 0 gr. 6 d'Helmitol — quantité représentant le cinquième de la dose d'urotropine reconnue active — ensemencée et maintenue à l'étuve à 37°, subissait rapidement la fermentation ammoniacale.

Il ne nous semble pas toutefois que l'on doive attribuer à cette expérience une portée bien considérable et s'appuyer sur elle pour mettre en doute les résultats obtenus par Impens :

Deux médicaments sont employés à dose égale. De ce que le premier semble manifester une action 5 fois plus considérable que l'autre, il ne découle pas nécessairement que pour obtenir un effet égal à celui du second médicament, administré à la dose primitive, il faille prendre le premier à une dose cinq fois moindre. Les phénomènes biologiques, en effet, ne semblent pas toujours régis par les lois de l'arithmétique.

BRUCK, comme les précédents, a entrepris des recherches expérimentales sur l'urotropine et l'Helmitol qui l'ont conduit à conclure que les deux médicaments se comportent vis-à-vis des bactéries proportionnellement à la quantité d'urotropine qu'ils représentent.

Nous pourrions encore citer quelques autres résultats, mais nous pensons que ceux que nous avons rapportés ci-dessus suffisent pour apprécier d'une façon assez exacte la valeur antiseptique de l'Helmitol.

En résumé, il ressort de l'ensemble des expériences de laboratoire que l'Helmitol doit être considéré comme un excellent antiseptique urinaire. De nombreux auteurs le proclament nettement supérieur à l'urotropine, et la plupart des autres le placent à peu près sur la même ligne.

Toutefois, comme nous l'avons fait remarquer plusieurs fois au cours de ce chapitre, les données que nous fournissent les méthodes expérimentales ne doivent pas être considérées comme suffisantes pour nous permettre de porter un jugement définitif.

Indépendamment des erreurs d'expérience, toujours possibles malgré la valeur scientifique et l'esprit critique de ceux qui les ont instituées, nous devons considérer la différence énorme qui existe entre les conditions du laboratoire et celles que nous rencontrerons en clinique. Or ce sont ces dernières seules qui intéressent le praticien.

Voyons donc maintenant les résultats thérapeutiques obtenus par l'emploi de l'Helmitol.

CHAPITRE III

Résultats cliniques déjà obtenus

L'Helmitol a été expérimenté en clinique dans tous les cas où son pouvoir antiseptique semblait devoir être de quelque efficacité, et, à part quelques exceptions assez rares, les résultats se sont montrés très satisfaisants.

Nous allons successivement examiner les diverses affections dans lesquelles on a eu recours à son emploi, en adoptant l'ordre suivant :

1° Affections localisées à l'appareil urinaire (urèthre, prostate, vessie, rein et bassinet) ;

2° Affections indépendantes de l'appareil urinaire — ou tout au moins ne se traduisant pas par des lésions appréciables de cet appareil — mais s'accompagnant d'émission de bactéries dans les urines (Bactériuries).

Affections localisées a l'appareil urinaire

Uréthrites

Essayé dans le traitement de l'uréthrite (presque toujours blennorragique), l'Helmitol a donné des résultats très variables suivant les cas.

Dans *l'uréthrite antérieure aiguë*, les résultats ont été toujours négatifs.

Seifert de Wurtzbourg, Siegmundt, Planques reconnaissent que l'emploi de l'Helmitol n'a modifié en rien l'évolution de la blennorragie aiguë. Il est facile de comprendre que le processus inflammatoire localisé dans la muqueuse uréthrale, ne peut être influencé par la modification de l'urine.

Il n'en est pas de même dans l'*uréthrite chronique postérieure*. Quoique le traitement ait échoué dans un certain nombre de cas, les expérimentateurs ont assez souvent observé des améliorations notables.

Rosenthal est à ce sujet très affirmatif. Il a traité 20 malades atteints d'uréthrite postérieure, de prostatite ou d'uréthrocystite : dans tous les cas, il constate l'influence favorable de l'Helmitol, et ses malades eux-mêmes demandent à continuer le traitement.

Siebert signale également la disparition des filaments et de la goutte matutinale, mais ces symptômes reparaissent lorsqu'il cesse le médicament. Il note cependant un cas de guérison définitive.

Planques, dans une intéressante observation que nous reproduisons plus loin (Observ. I) constate également une entière guérison. Dans deux autres cas il améliore considérablement l'état de ses malades.

Schwerin, médecin de la marine anglaise, emploie presque exclusivement l'Helmitol dans l'uréthrite chronique postérieure, et s'en déclare satisfait. Il cite deux cas dans lesquels la guérison complète est survenue au bout de 2 à 5 jours.

Prostatites

Les prostatites venant compliquer l'uréthrite chronique postérieure ont été également très favorablement influencées par l'Helmitol.

Indépendamment des malades de Rosenthal cités plus haut, rappelons également les résultats que Schwarcz a obtenus dans les deux cas qu'il signale dans son travail intitulé *Sur l'Helmitol* : le pus diminua peu à peu à partir du sixième jour et disparut vers la fin de la troisième semaine. Le massage de la prostate était d'ailleurs pratiqué régulièrement.

Cystites

Mais c'est surtout dans les affections de la vessie que l'Helmitol a fourni d'excellents résultats.

Dans les uréthrites et prostatites, en effet, son action est forcément très limitée par le fait que la formaldéhyde mise en liberté dans l'urine n'est en contact avec la muqueuse infectée que pendant le temps fort court nécessaire à l'émission de cette urine. On comprend dès lors le peu de constance des résultats obtenus dans le traitement de ces affections.

Dans la vessie, au contraire, l'urine chargée de formaldéhyde reste constamment au contact de la paroi et peut ainsi exercer d'une façon continue son action antiseptique.

Cystites blennorragiques

La cystite blennorragique aiguë est très heureusement influencée par l'Helmitol.

Rosenthal, Kelemen en rapportent chacun plusieurs cas. Planques publie une observation où la guérison se produit au bout de 10 jours environ. Heuss, enfin, signale des guérisons complètes obtenues en 3 à 5 jours.

La cystite chronique se montre plus rebelle. Mais si elle ne cède pas facilement à l'Helmitol, celui-ci néanmoins semble être un excellent adjuvant du traitement local.

Telle est du moins l'opinion de Frezza. Dans trois cas de cystite chronique blennorrhagique qui subsistaient déjà depuis deux à trois ans, il fit d'abord prendre de l'Helmitol, et comme l'amélioration complète ne s'était pas encore produite, il commença un traitement local par des injections de nitrate d'argent qui donnèrent des résultats remarquables.

Cystite des rétentionnistes (prostatiques, paralytiques, rétrécis, etc.)

Ayant d'une part pour causes prédisposantes la stagnation de l'urine dans le réservoir vésical, et la congestion des parois de celui-ci résultant de leur distension ou de leur contraction exagérée, d'autre part pour cause déterminante la pénétration de germes septiques, due le plus souvent à un catéthérisme indispensable (parfois effectué par le malade lui-même), ces cystites sont extrêmement fréquentes.

L'Helmitol, heureusement, agit généralement sur elles avec une grande efficacité, et cela d'autant mieux que le traitement est institué d'une façon plus hâtive.

Cystites des Prostatiques. — Siegmundt en rapporte un cas (Obs. IV) où l'Helmitol employé seul produit en quinze jours une guérison à peu près complète.

Dans les deux cas de Frezza la guérison survient après un ou deux mois de traitement par l'Helmitol.

Planques a obtenu dans deux cas une notable amélioration, mais un de ses malades a quitté l'hôpital avant la complète guérison (Obs. V).

Cystite des paralytiques. — Schwarcz se déclare également satisfait des résultats qu'il a obtenus chez des prostatiques. Mais c'est surtout chez les malades atteints de myélite et de tabes qu'il a employé l'Helmitol. Il insiste sur la diminution des douleurs dans les crises vésicales du tabes, et la modification des urines qui deviennent limpides et perdent leur odeur ammoniacale.

En passant, remarquons à ce sujet que la plupart des auteurs : Allan, Steinbüchel, Schütze, Rudolph Glass, Heuss, Kelemen, Planques sont d'accord pour constater l'action analgésique de l'Helmitol, et surtout la rapidité avec laquelle il clarifie et désodorise les urines.

Cystites des rétrécis. — Les observations sont ici moins nombreuses, et nous ne trouvons guère que celles de Heuss et de Schütze. Encore Heuss n'a-t-il obtenu qu'un résultat très relatif.

Mais les rétrécis sont justiciables du catéthérisme, de la dilatation, de l'uréthrotomie, et nous allons les retrouver nombreux dans la catégorie suivante.

Cystites consécutives au cathétérisme, à la lithotritie, à l'uréthrotomie et autres actes opératoires.

Le catéthérisme septique est une cause excessivement fréquente de cystite. Celle-ci peut survenir également après toute autre intervention opératoire sur l'urèthre ou la vessie, pour peu que les précautions d'asepsie aient été insuffisantes.

Aussi n'avons-nous, pour ainsi dire, que l'embarras du choix parmi les nombreuses observations de cystites rentrant dans cette catégorie.

Steinbüchel, à lui seul, a traité par l'Helmitol, plus de 25 cas de cystites consécutives au catéthérisme. Ses premiers essais ont été faits avec une dose journalière de 1 gr. 50 à 2 grammes d'Helmitol ; mais il n'a pas tardé à la porter à 3 ou 4 grammes.

« Dans la cystite aiguë, dit-il, le résultat a été généralement bon, souvent absolument surprenant, surtout en ce qui concerne les symptômes subjectifs. »

Dans la cystite chronique, Müller, en combinant le traitement interne avec des injections intravésicales d'Helmitol à 1 %, obtient une grande amélioration. (Obs. VI.)

Schütze se déclare « extraordinairement satisfait de l'emploi de l'Helmitol » dans trois cas de cystites post-opératoires, deux survenues chez des calculeux et une autre après uréthrotomie externe chez un rétréci.

Cystites tuberculeuses.

Si nous mettons à part la blennorragie aiguë, nous n'avons rencontré jusqu'ici que des résultats encourageants, parfois même très brillants. Il n'en est malheureusement pas de même dans la cystite tuberculeuse. Dans tous les cas nettement établis, confirmés par l'examen microscopique et l'inoculation au cobaye, l'Helmitol s'est montré impuissant.

Les deux cas de Nicolaïer, les trois cas de Planques, ceux de Heuss ne nous montrent que des échecs. C'est à peine si on a pu noter parfois une amélioration temporaire. Toutefois nous devons constater que malgré son inefficacité, l'Helmitol semble conserver dans plusieurs de ces cas une action analgésique dont il est bon de faire profiter le malade. (Obs. VII.)

Nous verrons d'ailleurs dans le chapitre suivant que si l'Helmitol est incapable d'améliorer une cystite tuberculeuse bien établie, il peut jusqu'à un certain point s'opposer à une infection secondaire de la vessie et permettre ainsi au chirurgien d'intervenir efficacement.

Néoplasmes vésicaux

Il nous semble intéressant d'attirer ici l'attention sur les résultats — relatifs il est vrai — obtenus par l'Helmitol dans le cancer de la vessie.

En dehors du cas que nous rapporterons ultérieurement, nous ne connaissons encore que deux observations ayant trait à ce sujet. Nous citons *in extenso* celle de Planques (Obs. VIII).

L'autre est due à Schütze, qui s'exprime ainsi : « Ce qui parmi nos cas nous fait surtout apprécier la haute valeur thérapeutique de l'Helmitol, c'est un succès éclatant dans un cas de papilloma vésical avec cystopyélite purulente et fréquentes hémorragies vésicales. D'après nos recommandations, le malade, en place d'urotropine, se sert depuis trois mois de l'Helmitol avec un succès tel que lors de l'apparition de l'une de ces hémorragies vésicales profuses et violentes survenant au moins toutes les deux semaines, l'Helmitol, sans le concours d'une autre médication, a aussitôt, après trois ou quatre doses de un gramme, promptement et de façon durable enrayé l'hémorragie. »

Pyélites et pyélonéphrites

Les résultats obtenus jusqu'ici dans le traitement de ces affections par l'Helmitol sont des plus encourageants. Tous ceux qui y ont eu recours ont constaté, soit des guérisons complètes, soit des améliorations durables.

Steinbüchel, dans les conclusions de son travail sur *l'Hel-*

mitol comme antiseptique, le considère comme formellement indiqué dans la pyélite.

Telle est aussi l'opinion de Schütze qui rapporte un cas de pyélonéphrite suivi de guérison.

Planques publie aussi deux observations de pyélonéphrites traitées et guéries par l'Helmitol.

Dans l'un de ces cas l'amélioration est considérable dès le sixième jour, surtout au point de vue des phénomènes subjectifs. (Obs. IX.)

Bactériuries

Ce dernier type clinique est essentiellement caractérisé par la présence de nombreuses bactéries dans l'urine, sans que l'on puisse reconnaître aucune lésion des parois de l'appareil urinaire.

Aussi la cause de cette affection échappe-t-elle souvent au médecin. Tantôt la bactériurie n'est que le premier stade d'une infection de la vessie par des microorganismes venus du dehors, et introduits dans le réservoir urinaire à l'occasion d'une injection ou d'un cathétérisme. Tantôt une lésion peu éloignée déverse dans l'appareil urinaire les bactéries qui sont ensuite éliminées avec l'urine. Tantôt enfin cette élimination a lieu au cours ou à la suite d'une maladie infectieuse généralisée.

Ce dernier fait a été nettement établi pour la fièvre typhoïde, et la bactériurie typhique est actuellement très bien connue, grâce aux travaux de Petruschky, Richardson, Neufeld, Horton-Smith, Biss, Vincent, etc. Dans un grand nombre de cas, cette bactériurie ne présente pas de gravité pour le malade lui-même et guérit spontanément. Toutefois, elle peut persister pendant des années entières. Mais le point important sur lequel Neufeld en particulier a insisté, c'est le danger de contamination qui résulte de la dispersion d'un grand nombre de bacilles par les individus présentant ainsi de la bactériurie.

A la plupart des auteurs ci-dessus, le traitement par l'urotropine avait donné des résultats encourageants, et il était naturel d'essayer également l'Helmitol, non seulement dans la bactériurie typhique, mais dans tous les cas de bactériurie.

C'est ce qui a été fait par Heuss, qui a guéri sans récidive (du moins jusqu'au moment où il publiait son travail) un cas de bactériurie remontant à plusieurs années.

Schütze, d'autre part, écrit ce qui suit : « Actuellement, nous assistons à un succès très heureux dans un cas de bactériurie grave au cours de laquelle on avait inutilement employé pendant des mois l'urotropine. »

Steinbüchel, enfin, a obtenu plusieurs observations favorables, parmi lesquelles deux guérisons complètes, dont l'une survenue au bout de 14 jours de traitement. Aussi conclut-il que « l'Helmitol paraît indiqué dans la bactériurie contre laquelle il paraît avoir souvent une action absolument spécifique ».

OBSERVATIONS

Observation Première

(*In* Planques.)

Dr X..., 25 ans. Uréthrite blennorragique en 1900. En janvier 1905, apparition d'un écoulement qui, examiné au microscope, présentait de longs filaments, des cellules épithéliales en placards, et des agents pathogènes divers, staphylocoques, streptocoques, tetragènes. Plusieurs examens minutieux ne révèlent pas de gonocoques. L'écoulement considéré comme insignifiant n'est pas traité. Au bout d'un mois, l'écoulement augmente. D'abord opalin, il devient jaunâtre.

De grands lavages au permanganate mal pratiqués déterminent une cystite. La cystite est traitée par des lavages et l'administration successive à l'intérieur de santal, d'arrhéol, de copahu, de térébenthine. Après un mois, les symptômes rétrocèdent sans disparaître en entier.

Actuellement, les urines ne sont plus comme avant franchement purulentes, la fréquence des mictions n'est pas anormale ; on trouve dans l'urine des filaments, les uns courts, d'autres beaucoup plus longs. Parfois légers points douloureux au niveau de l'urèthre postérieur, à la fin de la miction ou à la fin de l'éjaculation. Tendance aux dépôts uratiques. Goutte matinale.

On commence le 11 octobre à donner 3 grammes d'helmitol par jour. Déjà le 13, légère amélioration qui s'accentue les jours suivants. Après un traitement de quinze jours, les filaments diminuent, la goutte matinale purulente est d'abord devenue séreuse, puis a disparu complètement.

Observation II

(Dr Planques

L. A..., 23 ans. Uréthrite blennorragique en avril 1905. Le traitement par la méthode préconisée par Chandelux (injections au sulfate de zinc à 1 pour 250 et salol à l'intérieur) amène la cessation des phénomènes aigus au bout d'une huitaine de jours. Néanmoins, la guérison n'a jamais été parfaite. Actuellement, persistance d'une sécrétion, apparaissant par intermittences, surtout à la suite d'excès, sous la forme d'une goutte matinale.

L'examen au microscope n'a pas révélé de gonocoques, mais a décélé la présence de cocci abondants. Urines acides légèrement troubles, contenant quelquefois des filaments. Les mictions ne sont pas douloureuses, leur fréquence n'est pas augmentée.

Le traitement par l'helmitol est institué le 11 octobre. Au bout d'une huitaine de jours, la goutte est déjà plus rare. Le malade signale une diurèse marquée. Après quinze jours de traitement, la goutte n'apparaît le matin que très rarement.

Observation III

(Résumée.)
(*In* Rosenthal)

Wilhelm S..., 28 ans. En mai, blennorragie aiguë traitée et guérie. Se présente à nouveau le 6 septembre avec des symptômes de cystite très accusés.

11 septembre. — Les symptômes se sont accrus. Le malade éprouve de violentes douleurs périnéales et lombaires. Il a des besoins impérieux d'uriner toutes les heures. Les mictions sont très douloureuses. Urines alcalines ; troubles dans les deux verres, surtout dans le second. Dernières gouttes teintées de sang. Pas d'albumine. Le malade prend quatre prises d'helmitol de un gramme.

13. — Légère amélioration. Les mictions ne sont pas si rapprochées. Le malade ne se lève qu'une fois la nuit. Urines encore alcalines et troubles. Dans les filaments pas de gonocoques, mais nombreux microbes de la suppuration.

15. — Les douleurs se sont calmées ; les urines sont acides et bien plus claires. Dans le dépôt plus de microbes, quelques leucocytes seulement.

18. — Très bon état. Urines claires. On suspend la médication.

21. — Récidive à la suite d'un excès de fatigue. On reprend la médication. Regression nouvelle des divers symptômes. On cesse l'helmitol le 26.

5 octobre. — Le malade ne présente ni douleurs, ni troubles des urines.

Observation IV

(Résumée.)

(*In* Siegmundt)

Malade âgé de 56 ans. Hypertrophie de la prostate et catarrhe vésical.

Ce catarrhe a commencé huit jours avant par des symptômes bruyants, frissons, fièvre, etc., vraisemblablement à la suite d'un cathétérisme.

Actuellement, urine alcaline, louche, à dépôt égal dans tous les verres. Au microscope, à côté de corpuscules de pus, on trouve de nombreuses cellules vésicales et de petits cristaux.

Prostate grosse. On ordonne au malade le repos au lit, la diète et un suppositoire belladoné.

Le deuxième jour, ni fièvre, ni douleur, mais l'urine n'est pas modifiée. Le malade prend un gramme d'helmitol en deux fois puis on augmente progressivement la dose jusqu'à six fois 0 gr. 50 en vingt-quatre heures. On introduit en même temps, dans l'urèthre, une bougie élastique n° 14 de la filière Charrière.

Le cinquième jour, le malade dit être mieux, urine plus facilement et sans douleur.

Le huitième jour, l'urine du matin est acide, complètement claire, avec de rares filaments.

Le malade quitte la clinique et se soigne chez lui, sans observer la diète. Il vient se présenter huit jours après.

L'urine est claire. Quelques filaments comme des fils concrétés. Il ne souffre plus.

Observation V

(*In* Planques)

Ch. L'H..., 56 ans, cultivateur. Entré le 14 juin 1905. Blennorragie à 20 ans.

Il y a cinq ans, le malade a commencé à présenter quelques troubles urinaires. Il s'est aperçu que le jet d'urine diminuait de plus en plus de force.

Il y a deux ans, il a commencé à se lever la nuit deux ou trois fois. Actuellement il se lève environ dix fois.

Depuis un an, il urine dans la journée toutes les heures, parfois toutes les demi-heures. Cuisson le long du canal.

Il y a un an, rétention pour laquelle il fut soigné dans le service du docteur Reverdin, à Genève. Depuis, il se sonde lui-même.

Jamais d'hématurie. Par sondage (n° 17), on retire environ 600 grammes, d'une urine alcaline et très trouble, surtout à la fin, laissant au fond un dépôt de filaments blanchâtres. Pas de calculs.

Le toucher rectal montre une prostate augmentée de volume ; le lobe gauche surtout est très gros et très dur.

A partir du 20 juin, le malade prend 3 grammes d'helmitol.

23 juin. — Plus de douleurs à la miction. Urines acides, toujours troubles.

25 juin. — Les urines sont déjà plus claires. Le dépôt a beaucoup diminué.

26 juin. — Le malade est obligé de quitter l'hôpital. Il réclame une certaine quantité d'helmitol à emporter.

Observation VI

(*In* Müller)

B. M..., 48 ans. Rétrécissement de l'urèthre.

Depuis 2 ans, cystite chronique consécutive à un cathétérisme.

Il y a deux mois, les symptômes se sont aggravés. Urines épaisses ammoniacales. Sédiment muco-purulent avec micrococques très nombreux.

Quatre grammes d'helmitol.

La douleur diminue après cinq jours. Les urines sont légèrement éclaircies, mais ont encore une odeur fétide. Le malade prend trois fois par jour deux grammes d'helmitol.

Après quatre jours, amélioration évidente. Urines acides encore troubles. Injection de 100 centimètres cubes d'une solution à 1 pour 100 d'helmitol tous les trois jours d'abord, puis tous les deux jours. L'urine est presque éclaircie et le malade cesse le traitement.

Observation VII

(*In* Planques)

Jules M..., 57 ans, chauffeur.

Rentre à l'hôpital le 2 avril 1903. Nous l'examinons en juin 1905.

Antécédents personnels. — Blennorragies multiples. Arthrites gonococciques. Pas de syphilis.

Les troubles du côté des voies urinaires datent de 1900.

Le début en a été marqué seulement par de la pollakiurie ; puis les urines se sont troublées légèrement.

Le malade a fait depuis ce temps-là quatre ou cinq séjours successifs à l'hôpital. On a pratiqué plusieurs tailles périnéales. A la suite de ces opérations, se serait déclaré, d'après lui, une gêne et un retard notable dans la miction. Depuis, les troubles n'ont fait que s'accentuer. En 1904, cystostomie sus-pubienne qui ne donne pas de meilleurs résultats.

Etat actuel. — Le malade se dit très amaigri, ne tousse pas. Il se plaint de violentes douleurs périnéales, s'irradiant dans la verge. Ces douleurs se produisent surtout au moment des mictions. Pollakiurie considérable. Il se lève pour uriner tous les quarts d'heure pendant la nuit.

Les urines sont assez abondantes, troubles, non sanglantes, à réaction légèrement acide. Au fond, sédiment blanchâtre assez considérable, constitué par un amas de pus avec de nombreux leucocytes. La vessie supporte 40 grammes de liquide environ.

En janvier 1905, le rein gauche est douloureux. On inocule un cobaye avec le culot d'urines centrifugées. L'autopsie du cobaye montre un ganglion tuberculeux caséeux au point d'inoculation. On conclut à une tuberculose des voies urinaires.

En juin 1905, on donne au malade un gramme d'helmitol trois fois par jour.

Le traitement est continué une dizaine de jours et déjà le malade affirme éprouver une sédation des douleurs.

Les urines sont légèrement plus claires. Notre départ nous empêche de continuer le traitement.

Sur la demande du malade, on le reprend au mois d'octobre pendant une quinzaine de jours. Au bout de ce temps, l'amélioration n'étant pas considérable, on cesse la médication.

Observation VIII

(*En* Plaques

G. B..., 53 ans, Fièvres palustres en Algérie. Syphilis. Pas de blennorragie.

Début de l'affection assez peu précis.

Il y a plusieurs mois, légère pollakiurie. Il y a un mois, les mictions commencent à devenir plus pénibles et plus fréquentes. Elles provoquent une légère cuisson le long du canal. Ces troubles augmentent, et lorsque le malade rentre, le 24 mars, il est obligé de forcer beaucoup pour faire quelques gouttes d'urines troubles et sanguinolentes. Mictions très douloureuses et très rapprochées, huit ou dix fois dans la nuit. Le dernier jet de l'urine est teinté de sang. Parfois s'écoulent quelques gouttes de sang pur, et même des caillots mêlés à l'urine.

Prostate assez grosse. Vessie intolérante, ne supporte guère plus de 100 grammes. Résidu de 20 grammes après la miction. A l'examen cystoscopique, la muqueuse du plancher paraît fortement ravinée, comme labourée par places de petites ulcérations.

On pense à un épithélioma au début.

21 juin. — Urines troubles, albumineuses, avec fort dépôt. On donne au malade trois grammes d'helmitol.

23 juin. — Urines très abondantes, encore troubles ; la forte cuisson qu'éprouvait le malade a déjà diminué.

25 juin. — Urines acides, très abondantes, déjà beaucoup plus limpides.

29 juin. — Etat à peu près stationnaire.

3 juillet. — L'amélioration persiste, mais n'augmente pas sensiblement. Cependant, l'urine est presque limpide, et contient bien moins de filaments. On cesse le traitement.

Observation IX

(*In* Planques)

Malade âgée de 26 ans.

Elle urine du pus depuis plusieurs mois. A de la pollakiurie et des douleurs à la miction. Pas d'hématuries. Chaque soir sa température monte à 38° et 39°.

On porte le diagnostic de pyélonéphrite et l'on essaie différents traitements (en particulier lavages de la vessie) qui échouent.

Au bout d'un an de cet état, la malade, qui a refusé toute intervention chirurgicale, dépérit de plus en plus. Son état tourne à la cachexie.

Elle se décide alors à accepter une opération. A ce moment, on reçoit un échantillon d'helmitol que l'on donne à la malade pour lui faire prendre patience jusqu'à l'opération.

Trois jours après, la malade, joyeuse, déclare souffrir beaucoup moins. Elle prend encore 12 grammes d'helmitol en trois jours. A ce moment, l'amélioration dans son état est si nette qu'elle refuse l'opération qui était arrêtée en principe.

La température, qui auparavant s'élevait à 39° et plus, chaque soir, ne monte qu'à 38°, 38°1, les urines sont moins chargées de pus. Encouragé par ce résultat, on donne à la malade un flacon de 50 grammes d'helmitol dont elle prend 4 ou 5 grammes environ par jour. La fièvre disparaît ; les urines redeviennent limpides, bref tous les phénomènes rétrocèdent.

Bientôt la malade reprend des forces et peut se lever.

Le retour complet à la santé a lieu au bout de deux mois environ.

CHAPITRE IV

Quelques observations nouvelles

(Dues à l'obligeance de M. le professeur agrégé Jeanbrau.)

Observation X

Mme C.... 65 ans.

Vient voir M. Jeanbrau en mars 1906 pour des phénomènes d'uréthro-cystite avec hématuries terminales. Les urines sont purulentes. L'examen local est rendu impossible par les douleurs violentes qu'éprouve la malade dès qu'on lui introduit une sonde dans l'urèthre.

M. Jeanbrau ordonne trois grammes d'helmitol par jour à cette malade de façon à désinfecter les urines, et par suite à calmer les phénomènes douloureux.

L'Helmitol a un effet presque immédiat, et dès le lendemain les mictions deviennent moins fréquentes et moins douloureuses.

Huit jours après, sans aucun autre traitement, les phénomènes de cystite ont complètement disparu, et l'urine est devenue presque entièrement limpide.

La malade se trouve si bien qu'elle préfère attendre encore quelque temps avant de se laisser examiner.

Observation XI

H..., 67 ans.

Prostatique infecté et rétréci. M. Jeanbrau lui fait une uréthrotomie interne en octobre 1905.

Quelques jours après, à la suite d'excès, cystite aiguë. Les urines contiennent près d'un dixième de leur volume de pus. Elles contiennent en plus du sucre.

Ne désirant pas être sondé, à cause des atroces douleurs qu'il ressentait dans le canal, ce malade est mis à l'helmitol : quatre grammes par jour, sans autre traitement qu'un bain de siège deux fois par jour et un suppositoire belladoné le soir.

En trente-six heures, exactement, c'est-à-dire après l'ingestion de 6 grammes d'helmitol, sans traitement local, les urines de ce malade étaient devenues absolument limpides. Ne pouvant croire à un résultat aussi peu habituel après une thérapeutique purement médicale, M. Jeanbrau pratiqua la centrifugation de ces urines, mais c'est à peine s'il obtint un léger culot de cellules épithéliales et de globules blancs.

Les douleurs ayant beaucoup diminué, le malade se laissa faire des instillations de nitrate d'argent et des évacuations régulières. Sous l'influence de ce traitement, il a guéri complètement de son infection vésicale en une dizaine de jours.

Observation XII

B. A..., 68 ans, commissionnaire.

Entre dans le service de M. le professeur Forgue, suppléé par M. Jeanbrau, le 5 octobre 1905.

Il est en état de rétention complète et a été infecté par un cathétérisme antérieur. Ses urines sont fortement ammoniacales. Le malade éprouve des douleurs subcontinues très vives qui ne sont calmées temporairement que par des cathétérismes réguliers suivis d'instillations de nitrate.

Malgré ce traitement, continué pendant tout le mois d'octobre, le malade reste en état de rétention complète. Ses urines ne s'éclaircissent pas, et il réclame une intervention sans se préoccuper du danger qu'elle peut présenter.

La prostate de ce malade ne bombe que très peu vers le rectum, mais elle présente certainement une hypertrophie à développement vésical, puisque l'urèthre a 25 centimètres de longueur. Pour cette raison, et pour mettre la vessie au repos dans le cas où elle serait impossible, M. Jeanbrau décide de tenter la prostatectomie transvésicale.

Opération le 2 novembre 1905 par M. Jeanbrau. — Taille hypogastrique. La paroi vésicale a environ un centimètre d'épaisseur : sa cavité est tapissée de glaires ammoniacales et fétides. Le lobe médian fait dans la vessie une saillie du volume d'une noix. La prostate se laisse décoller en avant et sur les côtés assez facilement : plus difficilement en arrière. Mais on ne peut l'énucléer : son tissu mou et friable se déchire sous la traction des pinces. On enlève le lobe médian et une portion du lobe gauche par fragments. On lave ensuite la vessie avec de l'eau oxygénée pure et on place le gros drain de Freyer.

Suites opératoires. — La mise au repos de la vessie supprima immédiatement les douleurs. Les jours suivants on lava, tous les matins, la vessie avec de l'eau oxygénée pure. Malgré cette désinfection énergique l'urine restait glaireuse et fortement ammoniacale, au point que l'odeur incommodait les voisins de ce malade dès que son pansement était mouillé.

C'est alors que, huit jours environ après l'intervention. on fit prendre trois grammes d'helmitol par jour à ce malade.

Immédiatement l'odeur ammoniacale de l'urine diminua pour cesser complètement au bout de 3 ou 4 jours, et l'état général et local du malade s'améliora rapidement.

Le 1er décembre la fistule hypogastrique était fermée.

M. Jeanbrau a revu le malade depuis, en parfait état. Mictions faciles et indolores, toutes les deux heures dans la journée. L'urine s'écoule lorsque la sonde est enfoncée de 20 centimètres. Les urines sont claires à certains jours, légèrement troubles à certains autres ; mais elles n'ont aucune odeur. Le 22 janvier 1906, le malade avait quatre grammes de résidu vésical.

Il continue à prendre par intervalles de l'helmitol.

Observation XIII

C.... 74 ans.

Prostatique et rétréci depuis 15 ans. Il ne peut uriner qu'après s'être introduit dans le canal une bougie n° 7 ou 8 Charrière. Quatre fois par jour, deux ou trois fois par nuit, il répète la même manœuvre. Dans l'intervalle il urine avec peine quelques gouttes.

M. Jeanbrau le voit en avril 1906. Rétrécissement au collet du bulbe ne laissant passer qu'une bougie n° 8. Uréthrite diffuse par cathétérisme malpropre. Urines purulentes qui contiennent, comme le montre l'examen après centrifugation, un trentième de leur volume de pus. On y trouve en plus 15 grammes de sucre par litre.

Le 24 avril, M. Jeanbrau ordonne trois grammes d'helmitol par jour. 48 heures après, les urines sont presque limpides.

Elles sont devenues quelques jours après complètement claires ; mais par centrifugation on y trouve encore quelques globules de pus.

L'uréthrite diffuse s'améliore rapidement, et le huitième jour, M. Jeanbrau pouvait passer une sonde n° 13. Mais le malade ne peut la supporter plus d'une he... e de suite. De plus, il refuse l'uréthrotomie interne.

Actuellement (2 mai), les urines sont absolument limpides ; centrifugées, elles ne donnent que la mince couche sédimenteuse qu'on obtient avec des urines normales ; il n'y a pas de culot de pus.

Vingt grammes d'helmitol, sans traitement local, ont suffi pour obtenir ce résultat.

Observation XIV

(Cancer de la vessie avec infection vésicale ancienne ; urines ammoniacales d'odeur putride. — L'Helmitol désodorise les urines.)

N..., 65 ans.

Depuis plusieurs années, hématuries intermittentes très abondantes, spontanées, non influencées par le repos. Ce malade est examiné par plusieurs chirurgiens qui portent le diagnostic de néoplasme vésical, et lui proposent la taille hypogastrique qu'il refuse.

En 1904, un spécialiste lui affirme que tout son mal vient d'un rétrécissement de l'urèthre et lui pratique l'électrolyse.

A la suite de cette opération, cystite aiguë après laquelle les urines restent troubles, et les mictions fréquentes et douloureuses.

En août 1905, le malade voit M. le professeur Estor qui l'envoie à La Preste. Après une cure thermale et une série d'instillations d'huile gr... iolée, le malade s'en va très amélioré, mais avec des ... toujours troubles.

En octobre 1905, le malade est pris de douleurs très vives à la miction et dans l'intervalle des mictions. L'examen montre que la prostate, fortement augmentée de volume, est infiltrée, surtout à gauche. Les urines ont une odeur putride, due à ce que des fragments de la tumeur se sphacèlent dans un milieu ammoniacal. Le malade vint à Montpellier au mois de novembre 1905 et descendit dans un hôtel dont on faillit l'expulser, tellement sa chambre et son linge sentaient mauvais. Il avait des spasmes horriblement douloureux qui le privaient de tout repos, et présentait de l'incontinence d'urine ; il portait un urinal nuit et jour.

MM. Estor et Jeanbrau virent le malade à ce moment. Le diagnostic de cancer de la vessie fut confirmé par M. le professeur Bosc, d'après l'examen du dépôt centrifugé de l'urine sanglante. Le malade paraissant trop faible pour supporter une intervention, MM. Estor et Jeanbrau pensèrent qu'on pouvait tenter de supprimer les douleurs par la radiothérapie et de désinfecter et désodoriser l'urine par l'Helmitol.

M. X... commença immédiatement à prendre 3 grammes d'Helmitol par jour.

Dès le lendemain, l'odeur putride cesse complètement, et l'urine perd sa réaction ammoniacale sans toutefois se clarifier entièrement, car il existait une pyélonéphrite gauche.

MM. Imbert et Marquès firent en même temps, et pendant 25 jours des séances de rayons X. Sous l'influence de la radiothérapie les douleurs disparurent presque totalement, et le malade put dormir jusqu'à 7 ou 8 heures de suite par nuit, ce qui ne lui était pas arrivé depuis bien longtemps.

Cette amélioration persista pendant près de deux mois. Mais les douleurs reparurent aussi violentes qu'auparavant, sans toutefois que les urines aient repris leur odeur putride.

Le malade, réclamant une boutonnière hypogastrique pour obtenir la cessation de ses douleurs, on ne crut pas devoir la lui refuser. Elle fut pratiquée dans les derniers jours de décembre. On reconnut la présence d'une énorme tumeur en forme de chou-fleur, remplissant toute la vessie et saignant au moindre contact.

Le malade succomba aux progrès de la cachexie quelques jours après.

Observation XV

P.... 30 ans, employé des chemins de fer.

Atteint de phénomènes de cystite douloureuse avec urines purulentes depuis 2 ans. Aucun traitement local (instillations vésicales de sublimé, de nitrate d'argent, d'huile goménolée et gaïacolée, tentées successivement dans le service de M. le professeur Forgue et en ville) n'a donné de résultats satisfaisants.

Le 13 janvier 1906, M. Jeanbrau l'examine et pense à une pyélonéphrite du rein gauche, avec phénomènes vésicaux secondaires. Il tente la division vésicale, mais l'urèthre et la vessie sont trop sensibles, et celle-ci est impossible.

Le malade entre dans le service de M. le professeur Forgue pour y subir un traitement local et une intervention s'il y a lieu.

On lui fait tous les jours des instillations de nitrate d'argent, en même temps qu'il absorbe par la bouche 3 grammes d'helmitol.

Le 10 mars 1906, son état local s'est amélioré : la séparation vésicale est rendue possible et démontre que le rein gauche sécrète 4 fois moins d'urée et 2 fois moins de chlorures que le rein droit.

Sous l'influence du repos à l'hôpital, du traitement local et de l'helmitol, l'état général du malade se remonte, et M. le professeur Forgue pratique, le 24 mars, la néphrectomie du rein malade.

Celui-ci est notablement augmenté de volume, et creusé de plusieurs cavités qui contiennent des masses caséeuses du volume d'une noix, de nature tuberculeuse.

La convalescence se fait normalement.

Note supplémentaire

Tout dernièrement, M. Jeanbrau a été appelé auprès du père d'un étudiant en médecine, atteint de pyélo-néphrite gauche tuberculeuse avec cystite et orchite bacillaire. L'administration des premières doses d'helmitol a déjà produit une modification très favorable dans l'état des urines, qui se clarifient de jour en jour.

Quelques autres observations avaient été mises à notre disposition par M. le professeur agrégé Jeanbrau, dans lesquelles l'helmitol avait été administré à l'intérieur, concurremment avec le traitement local approprié.

Mais comme il était fort difficile, pour ne pas dire impossible d'établir équitablement la part du résultat attribuable à l'helmitol dans des cas où le traitement local eût peut-être pu suffire, à lui seul, à amener la guérison, nous les avons volontairement laissées de côté, préférant nous en tenir à celles où l'helmitol a été employé à l'exclusion de tout autre traitement.

Dans l'observation XV seulement, nous voyons des instillations de nitrate d'argent coïncider avec le traitement par l'helmitol. Mais il est constaté dans cette même observation que les instillations de nitrate d'argent n'avaient donné aucun résultat quelque temps auparavant. En outre, il est à remarquer que les lésions du rein étaient de nature tuberculeuse, et nous savons que dans ces cas-là le nitrate d'argent est souvent plus nuisible qu'utile. Il nous semble donc juste d'attribuer surtout à l'helmitol l'amélioration constatée dans l'état du malade.

Ces remarques étant faites, il nous reste à examiner maintenant les résultats consignés dans nos observations et à les rapprocher de ceux que nous avons enregistrés dans le chapitre précédent.

Tout d'abord, une chose nous frappe, car elle se retrouve presque identiquement dans chacun de nos quatre premiers cas. C'est l'action très prompte, nous dirions presque immédiate, que l'helmitol a eue sur les urines. Au bout de très peu de temps (3 ou 4 jours dans un cas, 24 heures dans l'autre), l'odeur ammoniacale et putride disparaît complètement. La clarification des urines est de même très rapide : 8 jours dans un cas, 36 heures dans l'autre, 48 heures dans un troisième.

Ces résultats sont donc encore plus heureux que ceux que nous avions constatés dans les observations de Rosenthal, de Siegmundt ou de Müller.

Mettant à part les observations XII et XIV, dans lesquelles la douleur semble avoir disparu à la suite soit de l'intervention chirurgicale, soit de la radiothérapie, nous retrouvons dans deux autres cas l'effet analgésique sur lequel ont insisté certains auteurs, en particulier Heuss et Kelemen.

Il est d'ailleurs naturel de penser que la rapide modification des urines tend à rendre les mictions de moins en moins douloureuses.

Somme toute, nos quatre premières observations, se rapportant à des cystites plus ou moins graves, viennent confirmer purement et simplement les résultats qu'avaient déjà obtenus en pareil cas les auteurs cités au chapitre précédent.

Quant à l'observation XIV, elle se rapporte à un cas de cancer tellement avancé qu'il n'était pas permis d'espérer un résultat meilleur que celui qui a été obtenu. Nous regrettons que l'état désespéré du malade ne nous ait pas permis de vérifier l'action que Schütze attribue à l'helmitol dans les hématuries graves des néoplasmes vésicaux.

En résumé, tenant compte à la fois des résultats déjà obtenus et de ceux que nous avons constatés nous-même, nous pouvons ainsi formuler notre opinion sur la valeur de l'Helmitol, employé comme antiseptique des voies urinaires :

L'Helmitol détruit les bactéries ou entrave leur développement dans l'urine et sur les muqueuses des voies urinaires.

Cette action a pour résultats immédiats :

1° La désodorisation et la clarification des urines en un temps généralement fort court ;

2° La disparition ou la diminution des phénomènes douloureux liés à l'inflammation.

Ces résultats sont obtenus dans la plupart des infections des voies urinaires, et presque toujours d'une façon plus rapide et plus efficace qu'avec les autres antiseptiques employés en pareil cas.

La guérison ou l'amélioration de nombreuses maladies des voies urinaires est la conséquence directe de ces propriétés antiseptiques.

CHAPITRE V

Indications, mode d'administration et doses

Rappelons d'abord que très rarement l'Helmitol, même administré à fortes doses et pendant longtemps, a provoqué des effets secondaires et des inconvénients susceptibles de causer l'interruption du traitement.

S'il est vrai que Müller, avec des doses de 8 grammes par jour, a observé de la diarrhée, Heuss, avec les mêmes doses, n'a jamais remarqué aucun trouble gastrique. Kelemen, qui a employé l'Helmitol à raison de 10 grammes par jour pendant plusieurs semaines consécutives, n'a constaté aucune conséquence fâcheuse, tandis que Nicolaïer, à doses moindres, a noté des phénomènes d'irritation vésicale.

De même Behring a vu survenir l'albuminurie dans un cas : mais aucun autre auteur ne l'a signalée.

Remarquons, pour terminer, la divergence des résultats obtenus par Seifert sur deux malades différents : chez le premier, une dose de 3 grammes par jour détermine des douleurs abdominales telles que l'on est obligé de suspendre le traitement, alors que la même dose est ingérée quotidiennement par l'autre malade, pendant plus de trois mois consécutifs, sans aucun inconvénient.

Une seule fois sur plus de quarante malades, à qui M. Jeanbrau a ordonné l'Helmitol à la dose de trois grammes par jour, ce médicament n'a pas été supporté. Il s'agissait d'un homme de 35 ans, graveleux et atteint d'urétro-prostatite chronique. Il prenait par intermittence de l'urotropine (2 grammes par jour) depuis deux ans. Lorsque, pour une poussée de cystite, M. Jeanbrau voulut lui faire prendre de l'Helmitol, ce malade éprouva des douleurs vives au niveau du rein gauche. Les douleurs cessèrent dès que le malade supprima l'Helmitol.

Il nous semble donc rationnel d'admettre que les quelques faits d'intolérance qui ont été signalés sont dus à l'idiosyncrasie, dont nous voyons chaque jour se manifester des cas vis-à-vis de nombreux médicaments, et qu'il n'y a pas lieu de reprocher à l'Helmitol ces inconvénients exceptionnels.

Ceci étant dit, et après avoir constaté les résultats encourageants fournis par l'Helmitol dans la plupart des cas que nous avons envisagés précédemment, nous serions presque tenté de conclure qu'il serait avantageux d'y recourir dans tous ces cas, à l'exception de la blennorragie aiguë.

Mais nous pensons toutefois qu'il est bon de faire quelques distinctions et de préciser, dans un but absolument pratique, la façon dont nous comprenons les indications de l'Helmitol en tant qu'antiseptique des voies urinaires.

I. — Il existe d'abord toute une catégorie de maladies dans lesquelles l'Helmitol nous paraît indiqué d'une façon formelle.

Nous voulons parler des cystites qui, toutes (excepté la cystite tuberculeuse), ont grandement bénéficié du traitement par l'Helmitol.

Dans la cystite aiguë, ce traitement sera quelquefois le seul possible, du moins au début, car les douleurs éprouvées par certains malades pusillanimes, leur fait refuser obstinément tout traitement local. Lorsque, comme à la campagne, le médecin ne peut pas pratiquer tous les jours une instillation argentique, l'Helmitol suppléera heureusement à l'insuffisance du traitement vésical.

Dans les infections vésicales passées à l'état chronique, il sera un adjuvant très utile de l'action exercée localement par les lavages ou les instillations.

Et cela quelle que soit l'origine de la cystite, blennorragique ou banale, évoluant chez un rétréci, un prostatique, un paralytique, etc.

A ce groupe, nous ajouterons également les bactériuries dans lesquelles l'Helmitol semble donner d'excellents résultats.

Enfin, dans les pyélites et pyélonéphrites, l'Helmitol, en atténuant les phénomènes vésicaux, permettra une exploration plus complète et comme chez le néphrectomisé de M. le professeur Forgue, préparera le malade à la séparation vésicale, sans laquelle on ne peut aujourd'hui tenter une intervention rénale. Dans les cas les plus heureux, l'intervention chirurgicale pourra même être rendue inutile.

II. — Dans les uréthrites chroniques postérieures et les prostatites, l'Helmitol, sans être absolument indiqué, pourra avec avantage être associé au traitement local. Mais c'est sur ce dernier qu'il nous faudra surtout compter, et nous ne devrons en aucune façon le négliger, car nous ne sommes pas autorisé à croire, malgré le cas heureux rapporté par Planques, que l'Helmitol amènerait à lui seul la guérison.

III. — Il existe également des cas où l'Helmitol peut rendre au praticien et au malade des services importants : c'est lors d'une intervention opératoire quelconque sur l'urèthre ou la vessie.

Qu'il s'agisse d'un simple cathétérisme ou d'une dilatation, d'une cystoscopie ou d'une lithotritie, d'une uréthrotomie interne ou externe, l'Helmitol administré à titre prophylactique, avant et après l'intervention, évitera bien souvent des complications toujours possibles, malgré les précautions les plus minutieuses.

Dans le même ordre d'idées, nombre de malades, soignant eux-mêmes leur blennorragie, pourraient éviter de cette façon la cystite, que leur vaudra une injection mal faite.

IV. — Dans un dernier groupe, nous plaçons enfin les cas pour lesquels la question ne nous semble pas encore définitivement jugée, et où il serait prématuré, croyons-nous, de préconiser ou de rejeter formellement d'ores et déjà l'Helmitol. Nous voulons parler des néoplasmes vésicaux et de la tuberculose de l'appareil urinaire.

Il est évident que si un néoplasme s'accompagne, comme dans notre observation XIV, d'une infection polymicrobienne, il y aura tout intérêt à lutter contre elle au moyen de l'Helmitol. On fera le plus souvent bénéficier le malade d'une amélioration relative. Mais l'observation de Schütze nous autorise-t-elle à espérer que l'Helmitol puisse avoir sur le néoplasme une influence plus favorable. Tout ce qu'on peut dire, c'est que, en diminuant et même en supprimant les fermentations intra-vésicales, on empêchera les phénomènes de putréfaction des débris néoplasiques. Ainsi, on évitera au malade les douleurs si violentes de la cystite putride.

Pour la tuberculose également, la question ne semble pas encore entièrement résolue. On ne sait pas si cet antiseptique est susceptible de tuer ou d'empêcher le développement du bacille de Koch dans la muqueuse des voies urinaires : on ne peut donc dire s'il a une action thérapeutique dans la tuberculose vésicale. Mais on sait que les douleurs n'apparaissent qu'à la seconde période, lorsque par suite d'infections secondaires, aux ulcérations tuberculeuses se sont ajoulées des lésions de cystite polymicrobienne. Or, l'Helmitol, le meilleur antiseptique urinaire connu avec l'urotropine, aura certainement l'influence la plus bienfaisante : il luttera contre l'infection secondaire, qui aggrave et accélère les lésions spécifiques.

Mode d'emploi

La grande majorité des auteurs qui ont jusqu'ici employé l'Helmitol est d'avis de l'administrer à raison de 3 à 4 grammes par jour. C'est à cette dose qu'il a été pris par les malades dont nous rapportons les observations, et il ne nous semble pas nécessaire, dans la plupart des cas, d'atteindre les quantités réellement considérables employées par Kelemen (10 grammes), Heuss et Müller (8 grammes).

On fera prendre cette dose par paquets de 1 gramme, en trois ou quatre fois, à 6 ou 8 heures d'intervalle, de façon à obtenir une élimination de formaldéhyde à peu près continue.

Les tablettes d'Helmitol Bayer, de 0,50 centigrammes chacune, représentent la forme la plus commode et la plus maniable, sous laquelle on puisse l'administrer. Il suffit de faire dissoudre chaque fois deux tablettes dans un demi-verre d'eau, sucrée ou non. Son goût acidulé est assez agréable.

L'Helmitol étant très soluble dans l'eau gazeuse, rien n'empêche de remplacer l'eau ordinaire par de l'eau de Seltz légèrement sucrée, et de réaliser ainsi une véritable limonade acceptée avec plaisir par presque tous les malades.

Nous n'avons aucune opinion personnelle sur l'Helmitol en injections intravésicales, comme l'ont employé Müller, Heuss et Steinbüchel. Dans les cas où M. Jeanbrau a fait un traitement local, il a préféré intervenir plus énergiquement, à l'aide des agents ordinaires — nitrate, protargol, goménol, etc. S'il ne l'a pas employé en injections intra-vésicales, c'est que, dans les cas où il se bornait à l'administrer par la bouche, les malades refusaient de se laisser introduire une sonde dans la vessie.

L'usage longtemps continué de l'Helmitol présente-t-il des inconvénients ? Rien ne permet de le penser. M. Jeanbrau soigne sept malades qui, depuis plus de 3 mois prennent trois grammes d'Helmitol par jour, vingt jours sur trente. Aucun de ces malades n'a présenté la moindre réaction fâcheuse. Les diabétiques eux-mêmes le supportent facilement.

CONCLUSIONS

I. — L'action antiseptique que l'Helmitol exerce sur l'appareil urinaire est surtout due à la grande quantité de formaldéhyde que sa décomposition met en liberté dans l'urine.

II. — Cette formaldéhyde, décelée par les réactifs chimiques, communique aux urines un pouvoir bactéricide vérifié par de nombreuses expériences de laboratoire.

III. — Les résultats de la clinique ont confirmé ceux du laboratoire et l'Helmitol a donné de nombreux succès dans le traitement des infections vésicales, dans les pyélites ou pyélonéphrites et dans la bactériurie. Il est impuissant contre l'uréthrite blennorragique aiguë, et son action vis-à-vis de la tuberculose de l'appareil urinaire et des néoplasmes vésicaux paraît tenir à ce qu'il combat efficacement les infections secondaires surajoutées.

IV. — Les observations nouvelles que nous apportons concordent avec les résultats déjà obtenus. Elles mettent en lumière l'action modificatrice énergique exercée par l'Helmitol sur les urines ammoniacales et purulentes.

V. — L'ingestion de l'Helmitol à dose thérapeutique ne présente pas d'inconvénients sérieux à signaler.

Il est indiqué dans toutes les infections aiguës et chroniques des voies urinaires.

Son emploi à titre prophylactique sera avantageux dans les interventions sur l'urèthre ou la vessie. Enfin, il peut être utilisé comme adjuvant dans le traitement des blennorragies chroniques postérieures et des prostatites.

On le prescrira à raison de 3 à 4 grammes par jour : 1 gramme (ou 2 tablettes) en dissolution dans un demi-verre d'eau sucrée toutes les 6 ou 8 heures. Son emploi prolongé pendant plusieurs semaines consécutives ne paraît pas avoir d'inconvénients.

BIBLIOGRAPHIE

ALLAN (A. P.). — Valeur de l'Helmitol. (The general practitioner, n° 267, 1905.)

BEHRING (Fr.). — Quelques nouveaux remèdes. (Therapie der Gegenwart, n° 7, 1904.)

BRUCK (Erich). — Etudes expérimentales sur l'action de l'urotropine et de la neurotropine. (Thèse Breslau, 1903.)

EICHENGRUNN — L'aristochin, le mesotane, l'Helmitol et la théocine. (Pharmaceutische Zeitung, 19.. n°s 87, 88.)

FREZZA (Giuseppe). — L'Helmitol dans la pratique urologique. (Il nuovo Progresso Internazionale medico-chirurgico, n° 8, 1904.)

GLASS (Rudolph). — Sur l'Helmitol, nouveau désinfectant urinaire. (Wiener Klinische-therapeutische Wochenschrift, n° 50, 1904.)

GUIARD (F.-P.). — L'urotropine et l'Helmitol. (Annales des maladies des organes génito-urinaires, n°s des 1er avril, mai, juillet, août, septembre et octobre 1905.)

HEUSS (E.). — De l'Helmitol, nouveau désinfectant de l'urine. (Monatshefte für praktische Dermatologie, vol. XXXVII, n° 3, 1903.)

IMPENS (E.). — La désinfection de l'urine. (Monatsberichte für Urologie, vol. VIII, 1903.)

JEANBRAU (E.). — Un excellent antiseptique urinaire, l'Helmitol Bayer. (Montpellier Médical, n° 5, 1906.)

[illegible] (G.). — Études sur la valeur de l'Helmitol contre la cystite. (Die Heilkunde, mai 1904.)

MULLER (J.-F.). — Observations cliniques et bactériologiques sur l'Helmitol. (Deutsche Aertze-Zeitung, vol. VIII, 1903.)

NEUFELD. — Sur la bactériurie dans la fièvre typhoïde. (Deutsche medizinische Wochenschrift, n° 51, 1900.)

NICOLAIER. — Étude expérimentale et clinique sur l'urotropine et l'Helmitol. (Deutschen Archiv. für Klinische Medizin, vol. LXXXI, 1904.)

PLANQUES (R.). — L'Helmitol. (Thèse Lyon, 1905.)

ROSENTHAL (P.). — Recherches sur les antiseptiques urinaires, en particulier sur l'Helmitol. (Thèse Leipzig, 1902.)

SCHUTZE (A.). — La valeur pratique de l'Helmitol, nouvel antiseptique de l'urine. (Wiener medizinische Presse, n° 2, 1904.)

SCHWARCZ (M.). — Sur l'Helmitol. (Gyogyaszat, n° 50, 1904.)

SCHWERIN (L.-H.). — Courtes notes sur un dérivé du formaldéhyde. (Journal of Surgery, juillet 1903.)

SEIFERT. — L'Helmitol (Wiener Klinische Rundschau, n° 27, 1903.)

SIEBERT. — L'Helmitol, nouveau désinfectant de l'urine. (Deutsche Praxis, n° 2, 1904.)

SIEGMUNDT (O.). — Le traitement interne de la blennorragie par l'Helmitol. (Thèse Munich, 1903.)

STEINBUCHEL (R.). — Sur l'Helmitol comme antiseptique. (Wiener medizinische Presse, n° 5, 1905.)

STRAUSS (A.). — Magyar Arvosock Lapja, n° 60, 1902.

WANNIER (A.). — Études expérimentales sur l'action bactéricide de quelques antiseptiques de l'urine. (Centralblatt für die Krankheiten der Harn und Sexualorgane, n° 11, 1901.)

www.ingramcontent.com/pod-product-compliance
Ingram Content Group UK Ltd.
Pitfield, Milton Keynes, MK11 3LW, UK
UKHW020426230726
13925UKWH00004B/1627